Durieu-Lacroix

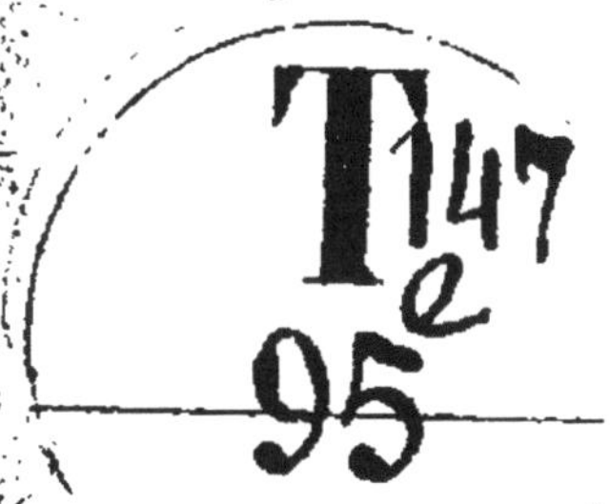

MÉTROLOGIE

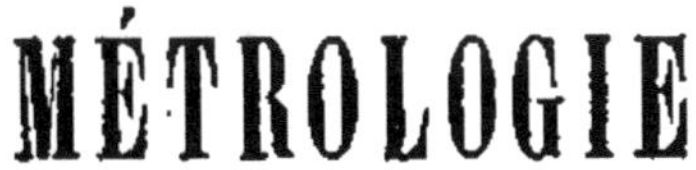

ET PHARMACEUTIQUE.

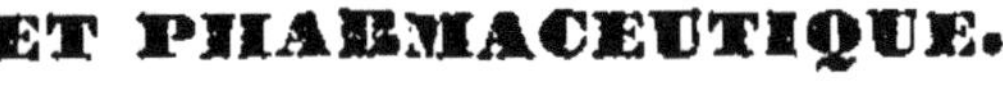

RAPPORTS

EXACTS ET PRÉCIS ENTRE LES ANCIENS POIDS EN USAGE EN MÉDECINE ET LES POIDS MÉTRIQUES DE 1840.

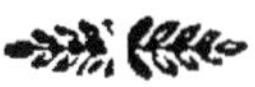

Ouvrage demandé à l'auteur par plusieurs célèbres médecins de la capitale, pour formuler et préparer les prescriptions selon la loi de 1837 sans s'écarter de la règle et des préceptes de la médecine, très-utile aux médecins, pharmaciens et surtout aux élèves de ces deux sciences ;

PAR R. J. DURIEU-LACROIX.

Le manuscrit a été présenté à l'Académie royale de Médecine, qui l'a soumis à l'examen d'une commission spéciale prise dans son sein, et dont le rapport a été lu en sa séance du 25 août.

PARIS. — 1840.

Avis.

L'Auteur garantit les calculs de ses réductions et donnera CINQUANTE FRANCS à la première personne qui lui signalera une seule faute matérielle de calcul dans tout l'ouvrage, en admettant les observations qui sont indiquées, page 6 et suivantes.

Les formalités exigées par la loi ayant été remplies, il considérera comme contrefaçon tout exemplaire non revêtu de sa signature spéciale.

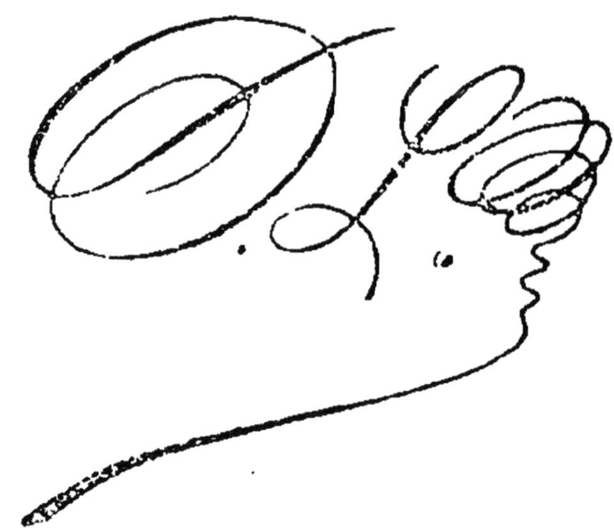

PRIX : 75 CENTIMES.

A Paris, chez l'Auteur, rue de Sèvres, 133 ; chez le Concierge de l'Académie royale de Médecine, rue de Poitiers, 8.

Dépôt principal pour les départements, chez Just Rouvier, éditeur-libraire, rue de l'Ecole de Médecine, 8.

PARIS, IMPRIMERIE DE H. VRAYET DE SURCY ET Cᵉ, RUE DE SÈVRES, 37.

INTRODUCTION.

Concordiâ res parvæ crescunt
Discordiâ maximæ dilabuntur.

L'ouvrage qui est offert aux Médecins et Pharmaciens renferme une collection complète des rapports exacts et précis entre l'ancienne livre établie par le décret du 12 février 1812, et le kilogramme prescrit par la loi du 4 juillet 1837, qui rend exécutoires, au 1er janvier 1840, les lois constitutives du système métrique des 18 germinal an III et 19 frimaire an VIII.

L'art. 5 de la loi de 1837 défend aux Médecins et Pharmaciens, aussi bien qu'à tout un chacun, de se servir, dans *les actes* ou *écritures* sous signature privée, des dénominations de poids et mesures autres que celles portées dans le tableau annexé à la loi précitée, sous peine de DIX FRANCS d'amende pour chaque acte sous signature privée ; or, comme les Médecins et Pharmaciens ne peuvent plus exprimer les doses en *grains*, *gros*, *scrupules*, *onces*, etc., et qu'ils sont obligés de les traduire en termes et valeurs métriques, tels que *hectogrammes*, *grammes*, *centigrammes*, etc., il est de nécessité absolue qu'ils soient définitivement fixés sur les *rapports* qui existent entre les valeurs relatives

de ces deux systèmes , et sur les dénominations particulières qui remplacent les anciennes subdivisions de la livre, afin de ne
point s'écarter de la règle et des préceptes
de la science médicale et pharmaceutique.

A cet effet, l'auteur a réuni dans ce ca-
dre rétréci tout ce qu'il faut pour formuler
et préparer les prescriptions selon le vœu
de la loi de 1837 ; il a choisi le *grain*, comme
étant la plus petite partie de la livre, pour
établir les différentes *doses* consacrées en
médecine ; pour cela , il a calculé progressivement , et sans interruption , *un grain* jusqu'à 288 *grains* valant 4 gros ou 1/2 once ,
et en a exprimé la *valeur relative , exacte et
précise* , en *hectogrammes , grammes , centigrammes* et *fractions* , en évitant d'employer
les dénominations *décagramme* et *décigram-
me*, expressions trop sujettes à être confon-
dues et à être employées l'une pour l'autre
d'une manière très-préjudiciable.

Dans la série des grains de 1/16 à 288,
se trouvent intercalées les anciennes subdivisions de l'once , telles que le scrupule
et le gros ; le premier est partagé par
huitièmes , et le second par quarts , afin
de pouvoir parvenir au rapprochement le
plus intime avec les minimes subdivisions
du gramme ; enfin l'once est divisée de quart
en quart jusqu'à 6 onces : et de 7 continuée
progressivement jusqu'à 56 onces , ou 3 livres et demie. Cette collection suffit pour
les prescriptions de petites pesées , et aussi
pour les préparations officinales. Les prescriptions médicinales étant presque toutes

formulées sur l'ancien poids de marc, l'auteur a cru qu'il serait bon de donner à la suite des rapports de la livre *usuelle* de 1812, ceux existant entre le kilogramme et la livre poids de marc; en conséquence, il a consacré deux pages de cet ouvrage pour donner le rapport exact du kilogramme et de ses sousmultiples avec la livre et ses subdivisions, ancien poids de marc. La différence entre ces deux livres est si peu sensible, qu'il ne s'est élevé, depuis vingt-huit ans que le pharmacien se sert du poids de la *livre usuelle*, aucune plainte pour des résultats nuisibles, quoique l'intention du Médecin fût toujours de prescrire les doses en poids de marc.

On peut s'en convaincre par le tableau page 4.

Entre les rapports du nouveau système des poids et de l'ancienne routine se trouvent les mesures de longueur en pieds, pouces et lignes, servant à déterminer, suivant la loi, les dimensions des emplâtres et des vésicatoires; comme aussi des bandages, corsets et appareils orthopédiques; celles de l'aune s'emploient pour les bandes et ligatures; enfin celles de capacité complètent le travail à l'aide duquel le praticien trouvera de suite, et sans aucun calcul, le rapport exact et précis de l'un des systèmes à l'autre; car il serait peu convenable au Médecin de calculer ces rapports au lit de son malade, tandis qu'il peut les obtenir par des calculs faits à l'avance, et sur lesquels il peut se reposer en toute confiance.

TABLEAU COMPARATIF

DES POIDS MÉTRIQUES ENTR'EUX, D'APRÈS LA LOI DU 4 JUILLET 1837.

Il existe aujourd'hui deux espèces de poids métriques en rapport avec l'ancien poids de marc, savoir : le poids métrique de frimaire an VIII, et le poids *usuel* de février 1812 ; voici la différence qui existe entre eux.

POIDS DE MARC, EN	POIDS DE L'AN VIII.	POIDS DE 1812.	Gram.	Cent.	DIFFÉRENCE.
1 grain de 24 primes fait	00,00,05,310	 5,425	00 .	00 .	115 millig.
1 serup. » 24 grains »	00,01,27,500	. . . 4,30 . . »	00 .	02 .	500 id.
1 gros » 72 grains »	00,03,82,420	. . . 3,90 . . »	00 .	08 .	580 id.
1 once » 8 gros »	00,30,59,412	. . 31,25 . . »	00 .	65 .	588 id.
1 livre » 16 onces »	4,89,50,580	. 5,00,00 . »	10 .	49 .	420 id.

v

C'est donc pour aider l'intelligence des personnes dont les études sérieuses et spéciales absorbent les moments précieux ; faciliter le passage de la routine ancienne au système nouveau ; éviter des erreurs involontaires et préjudiciables, et des calculs minutieux, que l'auteur s'est décidé à pulier ce petit ouvrage, qui, par son format portatif, peut être consulté en tout temps et en tout lieu ; il laisse à la sagesse de messieurs les Médecins et Pharmaciens de juger de ses avantages et de son utilité, puisque d'un seul coup d'œil on peut avoir la réduction en poids métriques des doses simples et composées établies avant 1840 en poids anciens.

PAR EXEMPLE :

Supposez que l'on doive prescrire 1 *gros* 1/4 et 7 *grains* d'une substance quelconque ; le docteur ne pouvant plus se servir de ces *termes* et *valeurs* anciennes, il faut nécessairement les réduire en *grammes* et *centigrammes* ; à cet effet il ouvrira la page 4, et il verra que 90 grains égalent 1 gros 1/4 ; descendant sept lignes plus bas, il aura pour résultat 525 centigrammes 1/2, ou 5 grammes 25 centigrammes, ce qui équivaut à 97 grains. De cette manière, il pourra réduire telle dose que ce soit, et aussi facilement, sans être obligé de calculer.

L'auteur espère avoir rempli le but qu'il s'est proposé, en donnant le moyen simple et expéditif, d'exprimer en dénominations et en valeurs métriques, conformément à la loi de 1857, *toutes les anciennes doses* consacrées par une longue suite de temps dans la pratique médicale et pharmaceutique ; il ne prétend point donner ici des leçons de calcul à des personnes plus savantes que lui, il a préféré leur épargner du temps et leur éviter la peine de calculer inutilement ; enfin son but a été d'empêcher qu'il se commît des erreurs involontaires qui pourraient compromettre la santé publique, ce qui n'est, déjà, que trop malheureusement arrivé.

Plein de confiance dans l'exactitude de son travail, il ne craint point de le recommander à MM. les docteurs, chirurgiens, pharmaciens, et plus particulièrement aux élèves pour qui ce petit ouvrage devient classique, puisqu'en le consultant pendant le cours de leurs études, ils se familiariseront petit à petit avec les *termes* et les *valeurs* nouvelles ; et lorsqu'ils seront reçus praticiens, ils auront oublié, pour ainsi dire, les dénominations bizarres de l'ancienne routine, et se seront habitués aux dénominations et aux valeurs métriques, en formulant souvent des prescriptions supposées.

Tout en garantissant la précision dans ses calculs de réductions, l'auteur aurait désiré pouvoir les pousser à leur juste valeur, mais il en a été empêché par l'absence, dans la plupart des pharmacies, des instruments propres à peser dans le vide, des quantités aussi minimes que les milligrammes.

Il a dû se rapprocher le plus possible *du nombre rond* et pour cela ne se servir que des fractions ordinaires 1/2, 1/4, 3/4, 2/3, pour que la préparation fût plus en rapport avec l'intention du Médecin, qui seul doit répondre des doses qu'il prescrit et qu'il serait dangereux d'augmenter ou diminuer.

En effet, de quelle importance seraient quelques milligrammes sur une prescription de 2 onces de manne, par exemple?—d'aucune; cela ne vaudrait pas le trait de la balance; mais sur des substances telles que : *Extrait d'opium*, *Tartre stibié*, *Kermès minéral*, etc., c'est bien différent; les centigrammes et les milligrammes ne doivent point être négligés. Si on prescrivait par exemple : *4 grains de sulphate de Morphine sur* 1 ℔ *de sirop*, le docteur devrait exprimer 21 *centigrammes* 701 *milligrammes*; le pharmacien n'ayant point les instruments nécessaires pour peser une si petite quantité, aura plus de facilité de partager un centigramme en 3 et de servir les 2 tiers qui égalent 667 milligrammes; ainsi la différence du rapport à l'exacte précision sera de 34 milligrammes, quantité de trop peu de valeur pour être nuisible à la prescription et que l'influence de l'air, en pesant, pourrait absorber.

Les fractions de centigrammes ne sont donc, à proprement dire, de rigueur que pour les doses de *grains, scrupules, gros;* mais lorsqu'il s'agit de *l'once*, les fractions de centigrammes deviennent superflues et peuvent bien se compenser par les divisions de 1/4, 1/2, 3/4, etc.

Le calcul décimal n'admet d'autre division que par 10; ainsi, quoique la livre usuelle représente la moitié du kilo, 500 *grammes*, et doive être divisée par *dizaines*, il a été forcé de la partager par *fractions de livres*, pour ne point s'écarter de la règle qui a servi de base à l'étude de la médecine et de la pharmacie.

Il a fallu diviser la *livre usuelle* par sa plus petite partie (le grain) pour établir, par une progression non interrompue, les scrupules, les gros et les onces.

Ainsi, le grain, 9216ᵉ partie de la livre de 500 grammes, répond à 5 centigr., 425 milligr. et 25/72; — le scrupule, 384ᵉ partie de la livre répond à 1 gramme 30 centigr. 5/24; le gros, 128ᵉ partie de la livre égale 3 grammes 90 centigr. 5/8; — enfin, l'once 16ᵉ partie de la livre vaut 31 grammes 25 centigr. net, sans fraction. D'où il résulte que l'auteur, en prenant chacune de ces parties isolément, a été forcé de négliger les fractions pour arrondir ces subdivisions usitées, afin que le pharmacien puisse les servir avec les poids dont il est pourvu.

On ne sera donc point étonné de voir qu'en multipliant 1 scrupule de 1 gramme 30 centigr. par 24 pour avoir 1 once, on n'aura que 31, 0 au lieu de 31,25 centigr.;

comme aussi multipliant 1 gros de 5 grammes 90 centigr. par 8, on ne trouvera de même que 31,20 au lieu de 31,25 centigr. Enfin, multipliant 1 grain, qui est évalué à 5 centigr. 5/12 par 576 pour 1 once, on obtiendra encore que 31,20 au lieu de 31 grammes 25 centigr. d'ailleurs, la différence est si minime qu'il laisse à la sagesse et à la prudence du docteur et du pharmacien de négliger ou d'arrondir les fractions.

L'auteur convaincu de l'exactitude et de la précision de son travail, quoique déjà encouragé par le suffrage de plusieurs célébrités médicales, n'a point voulu se contenter d'une approbation qui pût paraître douteuse ; travaillant pour la généralité des médecins, des pharmaciens et des élèves de ces deux classes, il a désiré subir la censure d'une autorité magistrale compétente ; à cet effet, il a présenté son manuscrit le 10 mars à l'Académie royale de médecine, qui de suite l'a transmis à l'examen d'une commission spéciale pour lui en rendre compte.

M. le Docteur Boulay, dans la séance du 25 de ce mois, a fait à l'Académie un rapport qui, quoique fort succinct, est *l'Expression vraie d'une conviction acquise* ; c'est le plus bel éloge qu'on puisse faire d'un si petit opuscule, puisqu'il le range parmi les ouvrages qui méritent d'être consultés souvent, surtout par les élèves, et lui accorde une préférence distinguée sur d'autres œuvres de même genre. L'usage justifiera la sincérité de ce rapport. Paris, 29 août 1840.

DURIEU-LACROIX.

TABLEAU N° 5,

De l'ordonnance royale du 16 juin 1839.

Dans une Pharmacie bien tenue, la série des poids à partir de l'hectogr. devrait être double, elle devrait être triple du demi-gramme ou milligramme.

DÉNOMINATIONS.			VALEUR RÉELLE.	
Double kilog.	= 20 hecto.	2000	grammes.	
kilog.	= 10 id.	1000	id.	
Demi - kilog.	= 5 id.	500	id.	
Double hectog.	= 20 déca.	200	id.	
hectogr.	= 10 id.	100	id.	
Demi - hectogr.	= 5 id.	50	id.	
Double décagr.	= 20 gram.	20	id.	
décagr.	= 10 id.	10	id.	
Demi - décagr.	= 5 id.	5	id.	
Double gramm.	= 20 déci.	2	id.	
Gram. unité pp^{le}.	= 10 id.	1 ou 100 c^{tig}.		
Demi - gram.	= 5 id.	50	id.	
Double décigr.	= 20 centi.	20	id.	
décigr.	= 10 id.	10	id.	
Demi - décigr.	= 5 id.	5	id.	
Double centigr.	= 20 milligr.	2	id.	
centigr.	= 10 id.	1	id.	
Demi - centigr.	= 5 id.	50 mil.		
Double milligr.	= 20 dix milli.	2	id.	
milligr.	= 10 id.	1	id.	

Tous ces poids sont en cuivre; à partir du 1/2 gramme, ils sont en lames de laiton coupées carrément.

Grains.	VALEURS RELATIVES des poids de la livre ancienne EN POIDS MÉTRIQUES. Correspondances.	Grammes.	Centigr.	Fractions.
1/16 de gr. vaut 1/3 de centigr.		»	»	1/3
1/8 2/3		»	»	2/3
1/4		»	01	1/3
1/2		»	02	2/3
1 grain 5 centigr. 5/12 ou		»	05	1/2
2		»	10	3/4
3	1/8 Scrup.	»	16	1/4
4		»	21	2/3
5		»	27	»
6	1/4 Scrup.	»	32	1/2
7		»	38	»
8		»	43	1/3
9	3/8 Scrup.	»	48	3/4
10		»	54	1/4
11		»	59	1/2
12	1/2 Scrup.	»	65	»
13		»	70	1/2
14		»	75	3/4
15	5/8 Scrup.	»	81	1/4
16		»	86	2/3
17		»	92	»
18	1/4 du Gros	»	97	1/2
19		1	03	»
20		1	08	1/3
21	7/8 Scrup.	1	13	3/4

Grains.	VALEURS RELATIVES des poids de la livre ancienne EN POIDS MÉTRIQUES. Correspondances.	Grammes.	Centigr.	Fractions.
22		1	19	1/4
23		01	24	1/2
24	1 Scrupule.	01	30	»
25		01	35	1/2
26		01	40	3/4
27	1 1/8 id	01	46	1/4
28		01	51	2/3
29		01	57	»
30	1 1/4 id.	01	62	1/2
31		01	68	»
32		01	73	1/3
33	1 3/8 id.	01	78	3/4
34		01	84	1/4
35		01	89	1/2
36	1 1/2 Scr. ou 1/2 Gros	01	95	»
37		02	00	1/2
38		02	05	3/4
39	1 5/8 id.	02	11	1/4
40		02	16	2/3
41		02	22	»
42	1 3/4 id.	02	27	1/2
43		02	33	»
44		02	38	1/3
45	1 7/8 id.	02	43	3/4
46		02	49	1/4

Grains.	VALEURS RELATIVES des poids de la livre ancienne EN POIDS MÉTRIQUES. Correspondances.	Grammes.	Centigr.	Fractions.
47		02	54	1/2
48	2 Scrupule.	02	60	»
49		02	65	1/2
50		02	70	3/4
51	2 1/8 id.	02	76	1/4
52		02	81	2/3
53		02	87	»
54	2 1/4 Scr. ou 3/4 Gros	02	92	1/2
55		02	98	»
56		03	03	1/3
57	2 3/8 id.	03	08	3/4
58		03	14	1/4
59		03	19	2/3
60	2 1/2 id.	03	25	»
61		03	30	1/2
62		03	35	3/4
63	2 5/8 id.	03	41	1/4
64		03	46	2/3
65		03	52	»
66	2 3/4 id.	03	57	1/2
67		03	63	»
68		03	68	1/3
69	2 7/8 id.	03	73	3/4
70		03	79	1/4
71		03	84	1/2

Grains.	VALEURS RELATIVES des poids de la livre ancienne EN POIDS MÉTRIQUES. Correspondances.	Grammes.	Centigr.	Fractions.
72	3 Scr. ou 1 Gros	03	90	»
73		03	95	1/2
74		04	00	3/4
75	3 1/8 Scrup.	04	06	1/4
76		04	11	2/3
77		04	17	»
78	3 1/4 id.	04	22	1/2
79		04	28	»
80		04	33	1/3
81	3 3/8 id.	04	38	3/4
82		04	44	1/4
83		04	49	2/3
84	3 1/2 id.	04	55	»
85		04	60	1/2
86		04	65	3/4
87	3 5/8 id.	04	71	1/4
88		04	76	2/3
89		04	82	»
90	3 3/4 Scr. 1 1/4 Gros	04	87	1/2
91		04	93	»
92		04	98	1/3
93	3 7/8 id.	05	03	3/4
94		05	08	1/4
95		05	13	2/3
96	4 Scrupule.	05	20	»

Grains.	VALEURS RELATIVES des poids de la livre ancienne EN POIDS MÉTRIQUES. Correspondances.	Grammes.	Centigr.	Fractions.
97		05	25	1/2
98		05	30	3/4
99	4 1/8 Scrup.	05	36	1/4
100		05	41	2/3
101		05	47	»
102	4 1/4 id.	05	52	1/2
103		05	58	»
104		05	63	1/3
105	4 3/8 id.	05	68	3/4
106		05	74	1/4
107		05	79	2/3
108	4 1/2 Scr. ou 1 Gros 1/2	05	85	»
109		05	90	1/2
110		05	95	3/4
111	4 5/8 id.	06	01	1/4
112		06	06	2/3
113		06	12	»
114	4 3/4 id.	06	17	1/2
115		06	23	»
116		06	28	1/3
117	4 7/8 id.	06	33	3/4
118		06	39	1/4
119		06	44	2/3
120	5 SCRUPULE.	06	50	»
121		06	55	1/2

Grains.	VALEURS RELATIVES des poids de la livre ancienne EN POIDS MÉTRIQUES. Correspondances.	Grammes.	Centigr.	Fractions.
122		06	60	3/4
123	5 1/8 Scrup.	06	66	1/4
124		06	71	2/3
125		06	77	»
126	5 1/4 Scrup. ou 1 3/4 Gros	06	82	1/2
127		06	88	»
128		06	93	2/3
129	5 3/8 Scrup.	06	98	3/4
130		07	04	1/4
131		07	09	2/3
132	5 1/2 id.	07	15	»
133		07	20	1/2
134		07	25	3/4
135	5 5/8 id.	07	31	1/4
136		07	36	2/3
137		07	42	»
138	5 3/4 id.	07	47	1/2
139		07	53	»
140		07	58	1/3
141	5 7/8 id.	07	63	3/4
142		07	69	1/4
143		07	74	2/3
144	2 Gros ou 1/4 D'ONCE	07	80	»
145		07	85	1/2
146		07	90	3/4

Grains.	VALEURS RELATIVES des poids de la livre ancieune EN POIDS MÉTRIQUES. Correspondances.	Grammes.	Centigr.	Fractions.
147	6 1/8 Scrup.	07	96	1/4
148		08	01	2/3
149		08	07	»
150	6 1/4 id.	08	12	1/2
151		08	18	»
152		08	23	1/3
153	6 3/8 id.	08	28	3/4
154		08	34	1/4
155		08	39	2/3
156	6 1/2 id.	08	45	»
157		08	50	1/2
158		08	55	3/4
159	6 5/8 id.	08	61	1/4
160		08	66	2/3
161		08	72	»
162	6 3/4 id.	08	77	1/2
163		08	83	»
164		08	88	1/3
165	6 7/8 id.	08	93	3/4
166		08	99	1/4
167		09	04	2/3
168	7 Scrupules	09	10	»
169		09	15	1/2
170		09	20	3/4
171	7 1/8 id.	09	26	1/4

Grains.	VALEURS RELATIVES des poids de la livre ancienne EN POIDS MÉTRIQUES. Correspondances.	Grammes.	Centigr.	Fractions.
172		09	31	2/3
173		09	37	»
174	7 1/4 Scrup.	09	42	1/2
175		09	48	»
176		09	53	1/3
177	7 3/8 id.	09	58	3/4
178		09	64	1/4
179		09	69	2/3
180	7 1/2 ou 2 1/2 Gros	09	75	»
181		09	80	1/2
182		09	85	3/4
183	7 5/8 id.	09	91	1/4
184		09	96	2/3
185		10	02	»
186	7 3/4 id.	10	07	1/2
187		10	13	»
188		10	18	1/3
189	7 7/8 id.	10	23	3/4
190		10	29	1/4
191		10	34	2/3
192	8 Scrupules	10	40	»
193		10	45	1/2
194		10	50	3/4
195	8 1/8 id.	10	56	1/4
196		10	61	2/3

Grains.	VALEURS RELATIVES des poids de la livre ancienne EN POIDS MÉTRIQUES. Correspondances.	Grammes.	Centigr.	Fractions.
197		10	67	»
198	8 1/4 Scrup.	10	72	1/2
199		10	78	»
200		10	83	1/3
201	8 3/8 id.	10	88	3/4
202		10	94	1/4
203		10	99	2/3
204	8 1/2 id.	11	05	»
205		11	10	1/2
206		11	15	3/4
207	8 5/8 id.	11	21	1/4
208		11	26	2/3
209		11	32	»
210	8 3/4 id.	11	37	1/2
211		11	43	»
212		11	48	1/3
213	8 7/8 id.	11	53	3/4
214		11	59	1/4
215		11	64	2/3
216	3 Gros.	11	70	»
217		11	75	1/2
218		11	80	3/4
219	9 1/8 Scrup.	11	86	1/4
220		11	91	2/3
221		11	97	»

Grains.	VALEURS RELATIVES des poids de la livre ancienne EN POIDS MÉTRIQUES. Correspondances.	Grammes.	Centigr.	Fractions.
222	9 1/4 Scrup.	12	02	1/2
223		12	08	»
224		12	13	1/3
225	9 3/8 id.	12	18	3/4
226		12	24	1/4
227		12	29	2/3
228	9 1/2 id.	12	35	»
229		12	40	1/2
230		12	45	3/4
231	9 5/8 id.	12	51	1/4
232		12	56	2/3
233		12	62	»
234	9 3/4 id.	12	67	1/2
235		12	73	»
236		12	78	1/3
237	9 7/8 id.	12	83	3/4
238		12	89	1/4
239		12	94	2/3
240	10 Scrupules.	13	»	»
241		13	05	1/2
242		13	10	3/4
243	10 1/8 id.	13	16	1/4
244		13	21	2/3
245		13	27	»
246	10 1/4 id.	13	32	1/2

Grains.	VALEURS RELATIVES des poids de la livre ancienne EN POIDS MÉTRIQUES. Correspondances.	Grammes.	Centigr.	Fractions.
247		13	38	»
248		13	43	1/3
249	10 3/8 Scrup.	13	48	3/4
250		13	54	1/4
251		13	59	2/3
252	10 1/2 id.	13	65	»
253		13	70	1/2
254		13	75	3/4
255	10 5/8 id.	13	81	1/4
256		13	86	2/3
257		13	92	»
258	10 3/4 id.	13	97	1/2
259		14	03	»
260		14	08	1/3
261	10 7/8 id.	14	13	3/4
262		14	19	1/4
263		14	24	2/3
264	11 Scrupules	14	30	»
265		14	35	1/2
266		14	40	3/4
267	11 1,8 id.	14	46	1/4
268		14	51	2/3
269		14	57	»
270	11 1,4 id. 3 3,4 Gros	14	62	1/2
271		14	68	»

Grains.	VALEURS RELATIVES des poids de la livre ancienne EN POIDS MÉTRIQUES. Correspondances.	Grammes.	Centigr.	Fractions.
272		14	73	1/3
273	11 3/8 Scrup.	14	78	3/4
274		14	84	1/4
275		14	89	2/3
276	11 1/2 id.	14	95	»
277		15	00	1/2
278		15	05	3/4
279	11 5/8 id.	15	11	1/4
280		15	16	2/3
281		15	22	»
282	11 3/4 id.	15	27	1/2
283		15	33	»
284		15	38	1/3
285	11 7/8 id.	15	43	3/4
286		15	49	1/4
287		15	55	2/3
288	12 Scrup., 4 Gros, 1/2 Once	15	62	1/2
432	3/4 d'once	23	43	3/4
576	1 once	31	25	»

L'auteur termine ici la série des grains et des scrupules pour donner la série des onces et de la livre ancienne en se servant de leurs subdivisions les plus vulgaires ; ces poids ne servant que pour les grosses pesées, les scrupules et les grains deviennent superflus.

Grains.	VALEURS RELATIVES des poids de la livre ancienne EN POIDS MÉTRIQUES. Correspondances.	Grammes.	Centigr.	Fractions.

Nota. Dans les pages précédentes, les fractions étaient des milligr., ici ce sont des centigram. à partir de la page 14.

Grains.	VALEURS RELATIVES	Grammes.	Centigr.	Fractions.
1	once 1/4		39	06	1/4
1	id. 1/2		46	87	1/2
1	id. 3/4		54	68	3/4
2	onces		62	50	»
2	id. 1/4		70	31	1/4
2	id. 1/2		78	12	1/2
2	id. 3/4		85	93	3/4
3	onces		93	75	»
3	id. 1/4	Hecto. 1	01	56	1/4
3	id. 1/2	1	09	37	1/2
3	id. 3/4	1	17	18	3/4
4	onces	1	25	»	»
4	id. 1/4	1	32	81	1/4
4	id. 1/2	1	40	62	1/2
4	id. 3/4	1	48	43	3/4
5	onces	1	56	25	»
5	id. 1/4	1	64	06	1/4
5	id. 1/2	1	71	87	1/2
5	id. 3/4	1	79	68	3/4
6	onces ou 3/8 de livre	1	87	50	»
7	id.	2	18	75	»

Onces.	VALEURS RELATIVES des poids de la livre ancienne EN POIDS MÉTRIQUES. Correspondances.	Hectogr.	Grammes.	Fractions.
8	ONCES 1/2 livre	2	50	»
9	id.	2	81	1/4
10	id.	3	12	1/2
11	id.	3	43	3/4
12	id. 3/4 de livre	3	75	»
13	id.	4	06	1/4
14	id.	4	37	1/2
15	id.	4	68	3/4
16	onces ou LIVRE usuelle	5	00	»
17	id.	5	31	1/4
18	id. 1 1/8	5	62	1/2
19	id.	5	93	3/4
20	id. 1 1/4	6	25	»
21	id.	6	56	1/4
22	id.	6	87	1/2
23	id.	7	18	3/4
24	id. 1 1/2	7	50	»
25	id.	7	81	1/4
26	id.	8	12	1/2
27	id.	8	43	3/4
28	id. 1 3/4	8	75	»
29	id.	9	06	1/4
30	id.	9	37	1/2
31	id.	9	68	3/4
32	id. 2 livres, kilogr.	10	00	»

Onces.	VALEURS RELATIVES des poids de la livre ancienne EN POIDS MÉTRIQUES. Correspondances.		Hectogr.	Grammes.	Fractions.
33	onces		10	31	1/4
34	id.		10	62	1/2
35	id.		10	93	3/4
36	id.	2 livres 1/4	11	25	»
37	id.		11	56	1/4
38	id.		11	87	1/2
39	id.		12	18	3/4
40	id.	2 1/2	12	50	»
41	id.		12	81	1/4
42	id.		13	12	1/2
43	id.		13	43	3/4
44	id.	2 3/4	13	75	»
45	id.		14	06	1/4
46	id.		14	37	1/2
47	id.		14	68	3/4
48	id.	3 livres, 1 1/2 kilog.	15	00	»
49	id.		15	31	1/4
50	id.		15	62	1/2
51	id.		15	93	3/4
52	id.	3 1/4	16	25	»
53	id.		16	56	1/4
54	id.		16	87	1/2
55	id.		17	18	3/4
56	id.	3 1/2	17	50	»

MESURES DE LONGUEUR.

Lignes, pouces et pieds métriques, en mètres, décim., centimètres et millimètres.

CORRESPONDANCE.

POUCES.			M. MIL.	POUCES.		M. MIL.
1 ligne égale...			0 2	20	»	0,556
2	»		0 5	21	»	0,583
3	»		0 7	22	»	0,611
4	»		0 9	23	»	0,639
5	»		0 12	24	» 2 pieds...	0,667
6	»	1/2 pce...	0 14	25	»	0,694
7	»		0 16	26	»	0,722
8	»		0 19	27	»	0,750
9	»		0 21	28	»	0,778
10	»		0 23	29	»	0,806
11	»		0 25	30	» 2 pds 1/2...	0,833
1	pouce.....		0 28	31	»	0,861
2	»		0 56	32	»	0,889
3	»		0 83	33	»	0,917
4	»		0,111	34	»	0,944
5	»		0,139	35	»	0,972
6	»	1/2 Pd...	0,167	36	» 3 pieds...	1,000
7	»		0,194	37	»	1,028
8	»		0,222	38	»	1,056
9	»		0,250	39	»	1,083
10	»		0,278	40	»	1,111
11	»		0,306	41	»	1,139
12	» 1 pied...		0,333	42	» 3 pds 1/2...	1,167
13	»		0,361			
14	»		0,389			
15	»		0,417			
16	»		0,444			
17	»		0,472			
18	» 1 pd 1/2...		0,500			
19	»		0 528			

$$1 \text{ ligne} = 2 \frac{3148}{10000} \text{ Milli.}$$

$$\text{le pouce} = 27 \frac{7778}{10000} \text{ Milli.}$$

$$\text{le pied} = 333 \frac{3334}{10000} \text{ Milli.}$$

MESURES DE LONGUEUR.

Réduction des aunes métriques en mètres et centimèt.
utile pour mesurer les bandes et ligatures.

CORRESPONDANCE.

AUNES.	MÈT. C.	AUNES.	MÈT. C.
1/10 d'aune	0,12	3 7/8	4,65
1/8	0,15	4 aunes.......	4,80
1/6	0,20	4 1/8	4,95
1/4	0,30	4 1/4	5,10
1/3	0,40	4 3/8	5,25
1/2	0,60	4 1/2	5,40
2/3	0,80	4 5/8	5,55
3/4	0,90	4 3/4	5,70
1 aune........	1,20	4 7/8	5,85
1 1/8	1,35	5 aunes.......	6,00
1 1/4	1,50	5 1/8	6,15
1 3/8	1,65	5 1/4	6,30
1 1/2	1,80	5 3/8	6,45
1 5/8	1,95	5 1/2	6,60
1 3/4	2,10	5 5/8	6,75
1 7/8	2,25	5 3/4	6,90
2 aunes.......	2,40	5 7/8	7,05
2 1/8	2,55	6 aunes.......	7,20
2 1/4	2,70	6 1/8	7,35
2 3/8	2,85	6 1/4	7,50
2 1/2	3,00	6 3/8	7,65
2 5/8	3,15	6 1/2	7,80
2 3/4	3,30	6 5/8	7,95
2 7/8	3,45	6 3/4	8,10
3 aunes.......	3,60	6 7/8	8,25
3 1/8	3,75	7 aunes.	8,40
3 1/4	3,90	8 »	9,60
3 3/8	4,05	9 »	10,80
3 1/2	4,20	10 »	12,00
3 5/8	4,35	11 »	13,20
3 3/4	4,50	12 »	14,40

S.-multip.	RAPPORTS DU POIDS MÉTRIQUE avec l'ancien poids de marc, suivant les lois de l'an 3 et de l'an 8. CORRESPONDANCE.			Grains.	Fractions.
1	milligr. égale..	1 cent. de grain		+	15/17
2	»	3	id.		13/17
3	»	5	id.		11/17
4	»	7	id.		9/17
5	»	9	id.		7/17
6	»	11	id.		5/17
7	»	13	id.		3/17
8	»	15	id.		1/17
9	»	16	id.		16/17
10	ou 1 ctig.	1 dixième de grain			15/17
20	» 2	3	id.		13/17
30	» 3	5	id.		11/17
40	» 4	7	id.		9/17
50	» 5	9	id.		7/17
60	» 6 1 gr.	1	id.		5/17
70	» 7 1	3	id.		3/17
80	» 8 1	5	id.		1/17
90	» 9 1	7	id.		»
100	ou 1 décagr.....................			1	15/17
200	» 2 id.			3	13/17
300	» 3 id.			5	11/17
400	» 4 id.			7	9/17
500	» 5 id.			9	7/17
600	» 6 id.			11	5/17
700	» 7 id.			13	3/17
800	» 8 id.			15	1/17
900	» 9 id.			17	»

Grammes.	VALEURS RELATIVES des subdivisions du kilogram. en poids de marc.	Livres.	Onces.	Gros.	Grains.	Fractions.
1	gram., unité princip...	»	»	»	18	4/5
2	»	»	»	»	37	3/5
3	»	»	»	»	56	1/2
4	»	»	»	1	03	1/4
5	»	»	»	1	22	1/2
6	»	»	»	1	41	»
7	»	»	»	1	59	3/4
8	»	»	»	2	06	5/8
9	»	»	»	2	25	»
10	ou 1 décagr...	»	»	2	44	2/10
20	2	»	»	5	16	1/2
30	3	»	»	7	60	8/10
40	4	»	1	2	33	»
50	5	»	1	5	05	3/10
60	6	»	1	7	49	6/10
70	7	»	2	2	22	»
80	8	»	2	4	66	1/10
90	9	»	2	7	38	4/10
100	1 hectog.....	»	3	2	10	5/7
200	2	»	6	4	21	3/7
300	3	»	9	6	32	1/7
400	4	»	13	»	42	6/7
500	5	1	»	2	53	4/7
600	6	1	3	4	64	2/7
700	7	1	6	7	3	»
800	8	1	10	1	13	5/7
900	9	1	13	3	24	3/7
1000	ou 1 kilogr.......	2	»	5	35	FIN 15

MESURES DE CAPACITÉ
en usage en pharmacie,
Pour les liquides et les matières sèches.

VALEURS RELATIVES
des mesures anciennes et nouvelles.

CORRESPONDANCE.

ANCIENNES.				NOUVELLES.	
Pinte	=	0,9313	=	Litre	100	»
Chopine		0,4656	=	1/2	50	»
Demi-setier		0,2328	=	1/4	25	»
Poisson		0,1164	=	1/8	12 1/2
Demi-poisson		582	=	1/16	6 1/4
Roquille		291	=	1/32	3 1/8

Seules mesures autorisées par la loi.

Le kilolitre	ou	1000	litres
Hectolitre.	»	100	»
Demi-hectolitre	»	50	»
Double décalitre	»	20	»
Décalitre	»	10	»
Demi-décalitre	»	5	»
Double litre	»	2	»
Litre	»	100	centilitres.
Demi-litre	»	50	»
Double décilitre	»	20	»
Décilitre	»	10	»
Demi-décilitre	»	5	»
Double centilitre	»	2	»
Centilitre	»	1	ou 10 millitr.

Graines et matières sèches.

Hectolitre	100 litres.		
Demi-hectol.	50	»	
Quart d'hectol.	25	»	ou double boisseau.
1/8 id.	12 1/2		boisseau.
1/16 id.	6 1/4		demi-boisseau.
1/32 id.	3 1/8	»	quart boisseau.

9 782019 252236